QUELQUES CONSIDÉRATIONS

SUR

L'ALIMENTATION DES ANIMAUX

ET LES MOYENS DE REMÉDIER

AUX ALTÉRATIONS DES FOURRAGES

AVARIÉS,

Par M. Ch. LENGLEN, Vétérinaire à Arras.

ARRAS,

TYPOGRAPHIE D'AUGUSTE TIERNY, RUE DU VENT-DE-BISE.

— 1860 —

QUELQUES CONSIDÉRATIONS

SUR

L'ALIMENTATION DES ANIMAUX

ET LES MOYENS DE REMÉDIER

AUX ALTÉRATIONS DES FOURRAGES

AVARIÉS,

Par M. Ch. LENGLEN, Vétérinaire à Arras.

Si l'on jette un coup-d'œil sur les différentes branches d'une exploitation rurale, on reconnaît que l'alimentation du bétail en constitue une des parties les plus intéressantes.

Une bonne nourriture est assurément un des moyens les plus puissants pour améliorer la qualité du bétail, pour en accroître la quantité et pour se créer des sources assurées de revenu.

L'alimentation du bétail est la base immédiate de toute amélioration agricole. « *Une ferme sans bétail est une cloche sans batail,* » disait Jacques Bujault. En effet, ne sont-ce pas les animaux qui fournissent à la terre les différents éléments de sa fertilisation ? Des bestiaux, c'est du fumier ; du fumier, ce sont des récoltes. Lorsque l'un et l'autre manquent, les denrées de première nécessité, le pain et la viande. sont d'un prix inabordable ; la misère est générale. Quand l'un et l'autre abondent, tout le monde est heureux.

La question de l'alimentation du cheval présente une importance de premier ordre sous le triple point de vue de l'hygiène de cet animal, des services qu'il est appelé à rendre et de la dépense plus ou moins forte qu'occasionne cette alimentation, suivant la composition et la quotité de la ration.

Assurément, la manière dont on nourrit communément cet animal constitue la partie la plus dispendieuse d'une exploitation. Ce surcroît de dépense est dû à la consommation presque exclusive de l'avoine, denrée qui devient de plus en plus chère, et aux fourrages secs qu'on donne au râtelier, dont l'usage laisse perdre les graines et les feuilles tenant aux végétaux qui les composent, lesquelles finissent ainsi par n'être consommées qu'après avoir perdu une partie de leurs principes les plus nutritifs. De plus, les chevaux, en tirant au râtelier, laissent tomber sous leurs pieds, soit volontairement, soit accidentellement, une partie de la ration de fourrage pour en séparer le bon du mauvais, d'où résulte une nouvelle perte que l'on peut, dans certaines écuries, évaluer à un cinquième de la quantité donnée.

Un autre inconvénient encore de ce système de nourriture consiste dans l'impossibilité où l'on se trouve de la varier, par la difficulté de faire entrer les pailles, surtout celles des céréales, dans la ration, pailles dont la valeur comme substances alimentaires est en général méconnue. Dans nos fermes, en effet, la paille n'est distribuée que comme un moyen extrême auquel on ne doit avoir recours que dans les temps de disette, et qui, dans les temps ordinaires, n'est tout au plus bonne qu'à amuser les chevaux en dehors des repas.

Ce n'est point ici le lieu de nous appesantir sur les qualités nutritives de ces matières. Cette question demanderait pour être traitée convenablement de grands développements qui ne se trouveraient point ici à leur place. Nous dirons seulement que les pailles contiennent une grande quantité de principes nutritifs, que, distribuées convenablement et telles que nous l'indiquerons tout à l'heure, elles constituent un aliment sain, duquel on est quelquefois heureux de disposer, mais dont on devrait toujours profiter. Son emploi plus général serait un véritable progrès économique tout à l'avantage du bétail, et au bénéfice du fermier.

Mais revenons à notre sujet : c'est une question bien importante, dans les circonstances actuelles, que celle de la nourriture du cheval. En effet, après un été aussi humide que celui que nous venons de traverser, il ne faut point s'étonner que les fourrages soient médiocres ou mauvais. L'impossibilité où l'on s'est généralement trouvé de récolter ses denrées à l'époque ordinaire, la persistance des pluies et le peu de chaleur que nous avons eu, tout cela a contribué à amoindrir et quelquefois à annihiler les qualités nutritives des fourrages, quand toutefois ces circonstances atmosphériques n'ont point coopéré au développement de principes nuisibles.

Assurément, Messieurs, la science agricole a fait de grands progrès depuis quelque temps ; elle avance encore tous les jours à pas de géant, mais malgré cela, si l'on est parvenu à combattre avec quelque succès les effets des intempéries, il faut avouer cependant qu'on ne les a pas encore vaincus complètement.

La plus grande partie des fourrages de cette année sera en effet médiocre, et cette médiocrité sera une cause de maladie pour les animaux, si le cultivateur, par de bons procédés, ne parvient point à en combattre les effets. Celui qui, aujourd'hui, paraît donner le plus de chance de succès consiste à hacher le foin, la paille et les autres fourrages, à mélanger ces produits et à leur faire subir des préparations qui, quoique coûteuses, sont bien moins onéreuses que le système actuel de nourriture.

Quelques personnes vont même jusqu'à faire subir à l'avoine, qu'elles ajoutent entière ou concassée au mélange, les mêmes préparations qu'au foin. Nous verrons plus loin si ce procédé doit être suivi, et dans le cas d'affirmative quelles sont les circonstances qui justifient cette manière d'agir. Les savants, mécaniciens ou autres, ne dédaignent plus de consacrer leurs études au profit de l'agriculture. En effet, ne trouve-t-on pas aujourd'hui des machines perfectionnées pour faciliter les travaux les plus pénibles et les plus coûteux d'une ferme? Parmi ces machines, les hache-pailles sont assurément des plus importantes. L'économie que ces instruments sont appelés à faire réaliser n'a point encore été, dans notre pays du moins, bien appréciée par les cultivateurs. Toute innovation heureuse ne demande-t-elle point du temps avant d'être vulgarisée? Heureusement la lumière se fait, et elle ne tardera point à luire de son plus vif éclat. Les hache-pailles sont en effet des instruments si perfectionnés aujourd'hui, et que l'on peut se procurer à si bon marché, que nous ne doutons pas un seul instant de leur adoption définitive, — et dans un temps peu éloigné, — dans une exploitation rurale un peu importante. Ceux que fabrique aujourd'hui notre collègue, M. Jacquet-Robillard, sont les moins coûteux, les plus simples et les plus perfectionnés, à cause de l'existence d'un crible sur lequel tombe le fourrage qui vient d'être haché et qui se débarrasse ainsi de la poussière qu'il contient.

Y a-t-il avantage à hacher la paille, ainsi que cela se fait dans quelques grandes exploitations, ou à la donner entière aux animaux? Cela dépend des circonstances dans lesquelles on se trouve. Si l'on a beaucoup d'animaux à nourrir et que l'on ne dispose que d'une quantité restreinte de paille, il y a évidemment avantage à la hacher. Si l'on se trouve dans des conditions inverses, on la donne entière.

D'une manière générale cependant, nous dirons que c'est toujours une bonne pratique que celle qui consiste à hacher tous les fourrages et à les mélanger, parce qu'ainsi on augmente la quantité de nourriture et par suite celle des principes nutritifs, et qu'on est à même, de cette façon, de nourrir un plus grand nombre de bestiaux qui transforment en graisse, en travail ou en tout autre produit les substances alibiles contenues dans les végétaux. Néanmoins, ici comme ailleurs, il faut toujours avoir la précaution de combiner les différents facteurs d'une nourriture, de telle façon que la quantité qu'un animal peut consommer contienne une proportion suffisante d'éléments actifs propres à être transformés en produits utiles.

Les hivernages, les fèves, les différentes espèces de foins étant ainsi hachés, sont mélangées entr'elles et avec la paille et distribuées aux animaux ; de cette façon, il leur est impossible de faire un triage, et ce mélange produit plus d'effet que n'en produirait l'ensemble des parties qui le forment, si chacune était consommée séparément.

Nous avons dit tout à l'heure que quelques cultivateurs, non contents de hacher et de mélanger les diverses espèces de fourrages qu'ils destinent aux animaux, y ajoutent encore l'avoine qu'ils font concasser.

Il y a deux manières de concasser l'avoine :

Dans la première, la plus ancienne est celle qui est à peu près exclusivement employée dans nos localités, le grain est brisé, divisé en plusieurs morceaux ou fragments plus ou moins tenus : la farine qu'il renferme est tout à fait mise à découvert, quelquefois même elle est sortie de son enveloppe, à ce point qu'ainsi broyée, l'avoine constitue une espèce de masse quasi-farineuse où l'on ne distingue plus ou presque plus la forme de grain.

Dans le second procédé qui a pris naissance en Angleterre et qui commence à se répandre en France, le grain a si peu perdu de sa forme qu'à le voir de quelque distance, on pourrait croire qu'il n'a subi aucune opération. C'est seulement en s'approchant ou en le prenant dans la main qu'on s'aperçoit des modifications qu'il a subies : il est aplati, son écorce est fendillée, meurtrie, écrasée dans le sens de sa longueur, et à travers ces fissures, ces crevées, on aperçoit sa farine, restée tout entière ou à peu près dans son enveloppe corticale.

Chacun de ces deux procédés exige un appareil spécial, dont l'un, le premier, est trop connu pour que nous entrions dans les détails de son mécanisme. Le second, aussi simple que le premier, consiste essentiellement en deux cylindres pleins, à surface unie, placés parallèlement l'un près de l'autre et qui tournent sur eux-mêmes en sens inverse. C'est en passant entre ces deux cylindres que l'avoine subit l'écrasement ou plutôt l'espèce d'aplatissement qui la constitue à l'état de préparation qu'on a voulu lui donner. On conçoit qu'en rapprochant ou en écartant davantage ces cylindres l'un de l'autre, on pourra rendre plus ou moins complet l'écrasement du grain.

C'est ici le cas de rechercher si l'on doit concasser l'avoine, et dans le cas d'affirmative, auquel des deux procédés on doit donner la préférence. Ici la question ne peut être résolue d'une manière absolue, car à côté d'avantages incontestables, on a reproché à l'avoine concassée quelques inconvénients qui ne sont pas dépourvus de valeur.

Et d'abord on a reproché à l'avoine concassée de perdre l'arôme de l'avoine en grain. Tout le monde sait, en effet, que nos bonnes avoines de France ont une odeur particulière, due à une huile volatile très-excitante, et que cette odeur ne se sent plus dans l'avoine concassée. Cette perte serait due, paraîtrait-il, à l'opération du concassage qui, se faisant dans l'ancienne méthode entre des cylindres cannelés, aurait pu le faire disparaître en partie par la chaleur que développait le frottement des cylindres et des grains d'avoine eux-mêmes. Nous ne savons trop si l'on doit attacher une grande importance à cette explication. Cependant, il faut le reconnaître, les chevaux que l'on nourrit avec de l'avoine concassée par le premier procédé que nous avons indiqué, prennent de l'embonpoint et deviennent mous et paresseux. Cet effet ne serait-il pas dû à la non insalivation et à une déglutition trop rapide sans mastication suffisante préalable ? Quoiqu'il en soit de cette explication qui, cependant, ne satisfait point pleinement l'esprit, constatons la réalité du fait, et ajoutons que l'avoine, *comprimée par le second procédé*, paraît exempte de ces inconvénients. Elle conserve l'arôme de l'avoine en grain, et celui-ci étant simplement aplati, crevé, exige, pour être complètement écrasé et broyé par les dents avant d'être avalé, que le cheval le mâche pendant un certain temps, d'où il suit que, pendant ce temps de mastication, le bol alimentaire peut être suffisamment imprégné et pénétré de salive pour subir convenablement l'action digestive, et en même temps, comme tous les grains ont leur écorce fendue et ouverte, il en résulte que la farine de tous étant ainsi à découvert, aucun ne peut échapper à une digestion complète ; tous conséquemment profitent à la nourriture de l'animal.

Au reste, il résulte d'expériences et d'observations faites tant en France qu'en Angleterre, que l'avoine écrasée par ce dernier procédé ne présente point cet inconvénient que nous venons de signaler, c'est-à-dire *la perte de vigueur et la disposition à suer*, qui ont été jusqu'à présent un effet constant chez tous les chevaux qui ont été soumis à la nourriture de l'avoine concassée par le premier procédé.

Le second reproche qu'on a fait à l'avoine concassée a bien aussi son importance. Les chevaux auxquels on donne cette graminée ainsi préparée soufflent, pour saisir la partie farineuse, l'écorce qui est au-dessus, et en projettent ainsi au-dehors de la mangeoire une certaine quantité qui se trouve perdue. Cet inconvénient, réel avec le système de concassage ancien, est complètement nul avec le système nouveau, c'est-à-dire avec le système d'*aplatissement des grains*. Ceux-ci, en effet, quoique augmentés de volume, et par conséquent de densité moindre, sont cependant encore assez lourds pour résister au souffle du cheval le plus vigoureux.

Ainsi donc, Messieurs, cette perte de vigueur, cette disposition à suer, cet embonpoint passager que prennent les chevaux que l'on nourrit avec de l'avoine écrasée, concassée, tous ces inconvénients sont complètement nuls avec le système nouveau. L'instrument que l'on emploie n'est pas plus coûteux, la dépense de force nécessaire à l'opération n'est pas plus considérable ; par conséquent, il y a avantage à employer l'instrument nouveau et à faire aplatir les grains au lieu de les faire concasser.

Mais, est-ce une bonne pratique que celle qui consiste à concasser l'avoine? Ceci dépend des circonstances dans lesquelles on se trouve : si l'on a des chevaux dans la force de l'âge, qui aient, pour me servir de l'expression usuelle, *un bon râtelier*, c'est-à-dire de bonnes dents, les organes digestifs sains, pas trop de travail et auxquels on laisse toute latitude désirable pour manger et digérer convenablement les aliments, enfin, dans les crottins desquels on ne trouve que peu ou point de grains d'avoine qui aient traversé les organes digestifs sans subir d'altération, nous ne voyons pas trop l'avantage qu'il y aurait à concasser l'avoine et nous ne le conseillons pas.

Mais, si l'on se trouve dans des circonstances opposées, c'est-à-dire, si on a de vieux chevaux qui aient l'appareil masticateur imparfait ou défectueux, les organes digestifs indisposés, ce que l'on reconnaît au grand nombre de grains d'avoine inaltérés que l'on rencontre dans les crottins ; ou bien si on a affaire à de jeunes chevaux, chez lesquels l'évolution des dents ne soit pas terminée, alors on peut, et on doit faire concasser l'avoine. Il est des circonstances où l'on ne dispose que de ces avoines de Bretagne, qui ont l'écorce excessivement épaisse et dure et qui sont d'une mastication dure et pénible ; dans ces circonstances-là, le concassage serait encore une bonne méthode.

Tout cela posé, il est, je crois, inutile d'insister davantage sur les circonstances qui doivent engager le cultivateur à faire concasser ses avoines ou à les donner entières, et nous passons aux fourrages hachés.

Tout le monde n'est point d'accord, Messieurs, sur les avantages qui résultent de la nourriture des chevaux avec les fourrages hachés. On lui reproche des inconvénients que nous allons indiquer et qui sont plutôt le résultat de vues spéculatives que de données pratiques.

Et d'abord on a dit : Mais si vous hachez les fourrages que vous destinez à vos animaux par l'obligation où vous les mettez de consommer leur ration sans opérer de triage, vous les forcez à manger le bon et le mauvais et vous les exposez ainsi à des maladies bien pires que celles qui résultent d'une alimentation trop parcimonieuse.

Cette opinion qui, à première vue, paraît avoir quelque valeur, est cependant plutôt spécieuse que fondée. Voyons, en effet, ce qui se passe dans nos fermes : on récolte les fourrages, on les engrange et on les distribue ensuite aux animaux. Qu'ils soient bons ou mauvais, il faut toujours qu'ils aient passé devant eux. S'ils sont de bonne qualité, c'est tant mieux. S'ils sont moisis, poudreux, mal récoltés, qu'observons-nous : la morve, le farcin, les affections avec altération des liquides circulatoires, être très-fréquemment la conséquence de ce système d'administration de fourrages avariés. Eh bien, voyons un peu si la pratique de hacher les fourrages ne permet pas de remédier et de parer à ces inconvénients.

Pour faire subir aux fourrages l'opération qui nous

occupe, il faut toujours délier les bottes, les partager en plusieurs parties assez minces pour traverser l'espace étroit qui sépare les cylindres entre lesquels le fourrage passe pour être ensuite haché. La pression de ces cylindres détache la poussière et les moisissures adhérentes aux tiges et aux feuilles. Coupés ensuite, les fourrages subissent un nouveau choc et ensuite un éparpillement qui achèvent de les débarrasser des poussières et moisissures. Enfin, le fourrage haché tombe sur le crible qui en sépare définitivement le bon du mauvais. Tout cela est tellement vrai qu'il suffit, pour s'en convaincre, de voir un hache-paille en mouvement. La poussière qui est sous le crible est en quantité considérable, et le bâtiment dans lequel cette opération s'exécute est tellement rempli de ce produit qui a une odeur parfois si désagréable, qu'elle incommode même les ouvriers chargés des diverses manipulations qu'exige cette opération. Ce n'est pas tout, il faut encore transporter les fourrages hachés dans des réservoirs à portée des écuries, et avant de les distribuer, il est bon de les cribler, toutes manipulations qui en améliorent encore la qualité. Voilà donc un fourrage moisi, poudreux, vasé, recouvert de champignons qui lui donnent des propriétés nuisibles, débarrassé par l'opération qui nous occupe de toutes ces causes d'altérations, et persistera-t-on à croire, après cela, qu'il est plus nuisible aux animaux qu'avant d'avoir subi cette opération, quand bien même il aurait été secoué aussi parfaitement que possible? Et puis, en supposant encore que les animaux aient consommé la partie la plus saine du fourrage, est-ce que cette portion, après être hachée, ne sera pas encore améliorée et débarrassée des quelques principes nuisibles, que son contact avec des parties altérées aurait développés chez elle? N'est-ce point encore un moyen non seulement d'augmenter la qualité de la nourriture, mais encore d'en accroître la quantité, puisque les portions que les animaux laisseraient comme mauvaises, si le fourrage était distribué entier au râtelier, ont perdu leurs propriétés nuisibles, et sont consommées sans perte aucune?

Si l'on distribue des alimens moisis, poudreux, vasés, avariés, en un mot, au râtelier, non seulement il y a perte quant à la quantité et à la qualité de la nourriture, non seulement les animaux absorbent par les organes digestifs les produits nuisibles qui adhèrent aux fourrages, mais encore il se dégage de ces mêmes fourrages, pour si peu qu'ils soient altérés ou vieux, une poussière piquante qui se répand sur les diverses parties du corps des animaux, engendre des maladies de peau, des maladies d'yeux, ou enfin l'animal, respirant cet air rempli de corpuscules irritans, est exposé à la pousse et à d'autres affections des organes respiratoires.

Ainsi donc, Messieurs, il y a avantage à hacher les fourrages, parce qu'ainsi on augmente la quantité de nourriture, en mettant les animaux dans l'impossibilité de faire un triage inutile, par conséquent, d'en gâter ou d'en laisser tomber, et que l'on améliore la qualité de ces mêmes fourrages.

Sous le rapport de la dépense qu'occasionne l'alimentation du cheval, la question me paraît aussi jugée pour les grandes comme pour les petites exploitations : les hache-pailles sont si peu coûteux, et si l'on n'a qu'un petit nombre de chevaux, il faut si peu de temps pour hacher les fourrages ! Un fermier me disait dernièrement que, depuis que je lui avais donné le conseil de hacher ses fourrages, je lui avais fait économiser la nourriture d'un cheval, et qu'avec moins de la ration ancienne de quatre chevaux, il nourrissait aujourd'hui ses cinq chevaux. Il estimait le bénéfice de cette opération, tous frais compris, à un cinquième. Pour les grandes exploitations, le bénéfice serait plus considérable encore.

On a dit encore que les chevaux auxquels on distribuait des fourrages hachés et mélangés, en cherchant à manger les portions qui leur conviennent le mieux, jettent une partie de leur ration à terre, la foulent aux pieds, et ne la ramassent pas, parce qu'elle est salie par le fumier. Pour obvier à cet inconvénient réel, on augmente la profondeur des auges au moyen d'une planche, et on adapte dessus des barres transversales. Du reste, celles qui conviennent le mieux pour la distribution de cette nourriture consistent en une espèce d'auge semblable aux mangeoires ordinaires, dont le fond est arrondi en forme de bassin, ayant une longueur d'environ 80 à 90 centimètres, sur une largeur de 30 à 32 centimètres, et dont l'ouverture est divisée en trois parties égales par deux barrettes en fer arrondi ou en bois de chêne, de manière à permettre au cheval de plonger la tête jusqu'au fond de la mangeoire pour y prendre ses aliments, mais de manière aussi à empêcher complètement les mouvements brusques de droite à gauche qu'il fait souvent pour les écarter et les choisir, et qui pourrait en projeter une certaine quantité au-dehors quand la mangeoire est pleine ou presque pleine. Ce système permet encore de mélanger l'avoine aplatie par le procédé anglais, et non concassée par le procédé ancien, parce que celle-là reste mélangée au fourrage qu'elle rend plus appétissant et est mangée en même temps que lui.

Nous avons déjà effleuré en passant la seconde partie de notre travail, celle qui a trait à l'alimentation du cheval avec des fourrages hachés, considérée dans ses rapports avec l'hygiène de cet animal. La question mérite d'être examinée sérieusement. Ce serait, en effet, une bien mauvaise spéculation que celle qui consisterait à donner des fourrages hachés, si ce système de nourriture exerçait une influence nuisible sur la santé des chevaux.

On a dit que la nourriture avec des fourrages hachés n'était point mâchée, triturée et insalivée convenablement pour subir l'action des organes digestifs. Pour produire cette objection, on s'est basé sur la douleur qu'aurait ressentie le cheval pendant la mastication d'aliments coupés à angles aigus, qui auraient pu piquer la muqueuse de la bouche, et déterminer ainsi la déglutition de ces mêmes aliments avant leur complète mastication et insalivation. La muqueuse de la bouche n'est point si délicate qu'on a bien voulu le dire ; recouverte d'un épiderme épais et dur qui en émousse la sensibilité, elle est constamment lubrifiée de mucus et de salive fort gluante qui ne laissent point de prise aux aspérités des aliments.

En supposant même que les aliments hachés fussent réellement moins insalivés que ceux mangés entiers, à cause du peu de temps que dure leur mastication, c'est que probablement il n'est pas nécessaire qu'ils le soient davantage, puisqu'il est prouvé que le cheval digère parfaitement cette nourriture qui a été en quelque sorte préparée à ce premier acte de la digestion — l'insalivation et la trituration—par les cylindres régulateurs du hache-paille qui aplatissent et compriment les fourrages, et par conséquent diminuent leur ténacité.

On a dit encore que les fourrages hachés sont trop vite digérés, et par conséquent, occasionnent un vide dans l'estomac et les intestins, capable, dans certains cas, de nuire aux animaux habitués dès leur jeune âge à avoir ces organes chargés et distendus par des aliments d'une longue et quelquefois difficile mastication. Cet inconvénient est réel lorsqu'on commence à donner cette nourriture sans avoir la précaution d'habituer peu à peu les animaux à cette alimentation. Tout changement de régime n'entraîne-t-il point après lui, lorsqu'il est fait brusquement, une perturbation dans l'action des organes digestifs ? Pour éviter cela, il faut habituer petit à petit les animaux à cette alimentation : on commence par leur en donner peu à la fois, et l'on complète la ration par des aliments non coupés dont on diminue la quantité petit à petit et à mesure qu'on augmente celle des aliments hachés.

On a dit aussi qu'avec le régime haché, les mangeoires étant presque toujours vides, à cause de la rapidité avec laquelle était consommée la ration, les chevaux étaient inquiets, et qu'ils étaient obligés pour se distraire de manger leur litière. Comme tous les animaux habitués à l'activité, le cheval ne peut impunément rester de longues heures à l'écurie dans une complète inaction. Après qu'il a mangé et qu'il s'est reposé, il a besoin de se distraire, et n'y parvient qu'en pluchetant dans sa paille, qu'en broyant quelque chose. Comme on le voit, cette objection a, à la vérité, quelque valeur dans certaines circonstances; mais nous ne savons pas trop si, dans nos exploitations agricoles, les chevaux ont souvent le temps de s'ennuyer à l'écurie. Bien souvent c'est à peine si on leur donne le temps nécessaire pour manger et se reposer. Je considère la rapidité avec laquelle ils mangent leur ration de fourrages hachés comme un avantage, non-seulement parce que cela permet aux chevaux d'avoir plus de temps pour se reposer, mais encore parce que les charretiers dorment plus longtemps et plus tranquillement le matin, puisqu'ils ne sont obligés de se lever qu'une heure à l'avance, au lieu de deux ou trois heures avant le départ, pour donner à manger à leurs chevaux.

Enfin, il résulte d'observations multipliées que l'usage de la nourriture hachée a, sous le rapport de la santé, des avantages incontestables. Quelques vétérinaires attachés aux administrations où l'on fait usage de ce système de nourriture nous ont assuré que les chevaux sont moins exposés aux maladies, et principalement aux indigestions, aux congestions apoplectiques, aux fourbures et aux maladies inflammatoires, lorsqu'ils sont nourris avec des fourrages hachés et l'avoine aplatie. Cet effet ne serait-il point dû au moins de travail des organes digestifs d'abord, et ensuite à la propriété qu'auraient le hachage des fourrages et l'aplatissement des grains, de tempérer les principes trop excitants de quelques aliments, en même temps qu'ils favorisent leur mastication et mettent à nu leurs principes solubles et nutritifs qui sont ainsi mieux digérés.

Nous sommes singulièrement confirmé dans notre opinion par les résultats qu'obtient un agriculteur célèbre dans notre pays, M. Decrombecque, de Lens. Chez lui, le fourrage et la paille hachés sont passés au blutoir qui en sépare toute la poussière; on crible pour réserver les parties les plus longues aux vaches et les plus fines aux chevaux. On jette ensuite sur le tas de fourrage de l'avoine et un mélange à parties égales de tourteaux de colza, de lin et d'œillettes, on remue à la pelle pour bien mélanger ces matières, on additionne d'un peu de sel, on mouille le tout et on l'enferme dans des cuviers fermés au-dessus, où on laisse le mélange fermenter pendant 48 heures. C'est avec ce système de nourriture que notre compatriote, qui achète des chevaux poussifs quelquefois à un degré, les améliore sensiblement, leur fait faire un bon service, tout en leur rendant une partie de leur ancienne valeur.

La fermentation à laquelle M. Decrombecque fait jouer un rôle dans l'alimentation de ses animaux doit modifier les propriétés nutritives des fourrages ; mais nous ne croyons pas devoir attribuer exclusivement a cette cause les changements si heureux qu'il obtient chez ses chevaux poussifs, car plusieurs de nos clients arrivent à des résultats semblables en donnant simplement le fourrage haché qu'ils additionnent d'un peu de sel marin, environ cinquante grammes par tête et par jour. Ils font dissoudre ce condiment dans l'eau et l'ajoutent ensuite au mélange qu'ils distribuent immédiatement.

Quelques personnes mélangent l'avoine aux fourrages hachés.

Ce n'est pas là assurément une mauvaise pratique. Cependant cette méthode présente un inconvénient qu'il faut savoir éviter : l'avoine étant plus lourde que le hachis de fourrage avec lequel on la sert mélangée, et ayant conservé le luisant, le poli de son écorce, glisse au fond de la mangeoire, et le cheval qui la préfère souffle pour aller la saisir sur le foin haché qui se trouve perdue. Si l'avoine était aplatie par le procédé anglais, cet inconvénient n'existerait pas. On peut y remédier cependant en mouillant légèrement le mélange pour empêcher la séparation de l'avoine et du fourrage par le souffle et les mouvements de tête de l'animal et fixer davantage le grain.

Peut-on avec avantage donner des fourrages hachés aux animaux de l'espèce bovine. Cette question semble résolue par les essais de personnes compétentes. En première ligne nous citerons M. Decrombecque, de Lens. Chez lui tous les fourrages sont hachés, mélangés entr'eux et avec les tourteaux, additionnés d'un peu de sel, arrosés avec de l'eau chaude, mis en fermentation pendant 48 heures et distribués ensuite aux animaux. M. Decrombecque emploie ce système depuis longtems ; c'est une preuve des bons résultats qu'il en obtient.

M. Vallerand de Monfflaye, le savant agronome qui, en 1859, a remporté la prime d'honneur du département de l'Aisne, au concours régional, emploie un système à peu près semblable. Chez lui, la ration d'un bœuf par jour se compose de :

Pulpe, quantité variable suivant la nature de cet aliment et la taille de l'animal ;

Fourrage haché, 3 kil. 5 ;

Balles de blé, 1 kil. 5 ;

Son de blé, 2 kil. 5 ;

Sel dénaturé, 100 grammes.

Le tout est mélangé et distribué aux animaux sans fermentation.

Avec ce système de nourriture, M. Vallerand n'a presque jamais de bœufs malades. Un ou deux lui font défaut, et cependant il en engraisse soixante à quatre-vingts, souvent plus par an.

A quoi donc est due l'espèce de privilége dont il jouit quand tous les ans nous voyons la pleuropneumonie décimer les étables de nos engraisseurs? D'abord nous devons l'attribuer à la très-grande propreté de ses étables, à leur aération, à la propreté de la nourriture, et à l'emploi d'une grande quantité de sel marin, 100 grammes par tête et par jour. Peut-être le son, qui entre aussi dans la composition des rations et qui remplace les tourteaux, n'est-il point étranger à cette absence très-heureuse de maladies. M. Vallerand, à la suite d'essais multipliés, est arrivé à remplacer complètement les tourteaux par le son; il prétend, et ses prétentions sont basées sur les résultats de ses essais, qu'à poids égal le son a une propriété nutritive supérieure aux tourteaux. Cette opinion paraîtra peut-être paradoxale, et cependant le fait existe. M. Vallerand, qui emploie le son et pas de tourteaux, n'a presque jamais de malades dans son bétail, et celui-ci est très-recherché des bouchers. C'est un point sur lequel il est bon d'appeler l'attention des engraisseurs, et qu'il serait très-intéressant de bien étudier. On pourrait essayer ce système sur une petite échelle. Le son et les tourteaux ont dans le commerce à peu près la même valeur, et si, par des essais multipliés, on parvenait avec le même poids de l'un et de l'autre à obtenir le même résultat quant à l'engraissement, et si avec le son on était exempt de l'affection péripneumonique, ce serait un véritable progrès réalisé.

Un autre agriculteur de l'Aisne, M. Leduc, de Beaurevoir, emploie encore un autre système : chez lui, c'est la betterave elle-même qui est employée, après fermentation, à la nourriture de son bétail. Les betteraves sont coupées en morceaux comme des bouts de ruban minces, jetées ensuite à la pelle dans des fosses maçonnées de la capacité d'environ 20 mètres cubes, où ils sont mélangés avec de la courte paille, de la paille de blé ou même de la *paille de colza hachée* dans la proportion de 9 kil. de betterave pour 1 kil. de courte paille ou de paille hachée. Ce mélange est ensuite soumis à plusieurs reprises à l'action d'un jet de vapeur fournie par un tuyau de 4 centimètres de diamètre environ pendant une demi-heure. La vapeur pénètre dans les différentes parties du mélange renfermé dans le réservoir au moyen de tuyaux *ad hoc*, et sa circulation est d'autant plus facile que l'on a eu la précaution de ne pas tasser le mélange. Au bout de douze heures, la préparation commence à entrer en fermentation, et elle dégage une forte odeur alcoolique. C'est dans cet état qu'elle est donnée avec le plus d'avantages aux bestiaux qui la mangent avidement.

Ce procédé avec lequel M. Leduc nourrit et engraisse son bétail avait son mauvais côté: tout le monde sait en effet combien il est difficile de conserver la betterave au-delà du mois d'avril ; passé cette époque, elle perd tous les jours en poids et en qualité, et le printemps la fait germer. Il y a donc urgence, pour quiconque veut employer cette méthode, de faire consommer toute sa récolte de betteraves pendant l'espace de six mois.

Frappé de cet inconvénient, M. Leduc a cherché et trouvé un procédé économique pour conserver la précieuse racine pendant un an. Voici comment il s'y prend : Après avoir coupé la betterave, comme nous l'avons dit plus haut, l'avoir mélangée avec de la courte-paille ou de la paille hachée dans la proportion de 9 kil. de betterave pour 1 kil. de paille, on place le tout soit dans un fossé en maçonnerie, soit dans un silo pratiqué dans une terre non humide. La nourriture est ensuite serrée et tassée bien également, afin qu'elle puisse fermenter avec régularité, puis la fosse une fois pleine est hermétiquement recouverte d'une couche de terre de 25 à 35 centimètres d'épaisseur. Au bout de cinq à six jours, la fermentation se développe dans la nourriture, et cette fermentation dure environ dix jours, plus ou moins, selon la capacité du silo. Pendant ce temps, la betterave, privée d'air, se trouve dans un bain de vapeur alcoolique qui lui donne un goût piquant, assure sa conservation parfaite et lui donne une saveur agréable pour les animaux. Comme on le voit, la betterave et le fourrage haché font tous les frais de la fermentation. La vapeur est inutile. C'est donc un procédé fort économique et qui ne peut manquer de trouver des imitateurs, surtout parmi les cultivateurs qui, très-éloignés des fabriques de sucres, voudront alimenter avec une quantité de terre donnée un grand nombre de têtes de bétail, afin d'obtenir plus d'engrais. C'est avec ce procédé que M. Leduc engraisse des bœufs, des moutons, nourrit ses vaches à lait, et même ses brebis-mères. Pour l'engraissement, toutefois, il ajoute le tourteau.

Nous avons dit que M. Leduc emploie la paille de colza hachée et la courte-paille de cette crucifère à la nourriture de son bétail. C'est un véritable progrès économique réalisé chez ce fermier. En effet, les pailles et les siliques de colza contiennent une proportion assez considérable d'azote, d'acide phosphorique, de principes, solubles dans l'eau et dans les alcalis, qui par l'usage qu'on en fait habituellement sont complètement perdus. M. Leduc les emploie à la nourriture de son bétail et distribue les pailles de céréales au râtelier ou les emploie en litières. Ces siliques et ces tiges de colza, hachées, mélangées avec la betterave, attendries par la fermentation, sont préférées par les animaux à la paille de blé. L'intérieur de ces tiges est très-poreux, contient une grande quantité de tissu cellulaire qui absorbe facilement les liquides et les vapeurs résultant de la fermentation, en retient l'odeur, et est ainsi facile à digérer, tout en nourrissant aussi bien que la paille des céréales. Nous pourrions citer encore beaucoup d'autres cultivateurs qui emploient les pailles hachées à le nourriture de leurs bestiaux ; mais nous nous arrêterons là. N'est-il pas évident que ce système présente une foule d'avantages tant sous le rapport économique que sous le rapport hygiénique ? Tout ce que nous avons dit en parlant de l'emploi des fourrages hachés pour le cheval, s'applique au bœuf, avec cette différence cependant que les avantages en sont plus grands encore pour celui-ci.

En effet, en hachant les fourrages, non seulement on les débarrasse de leurs principes nuisibles, non seulement on diminue leur tenacité et les animaux les consomment plus facilement, mais encore on augmente leur valeur nutritive en les mélangeant aux pulpes ou aux betteraves et en les faisant fermenter. On rend ainsi la nourriture plus appétissante ; elle est consommée plus rapidement, et on peut y mélanger aisément les condiments que l'on juge convenable d'administrer.

Un célèbre agronome, Mathieu de Dombasle, dit qu'il faut que chaque animal mange promptement et sans s'arrêter la quantité de paille, de foin ou de racines qu'on a mise dans le râtelier si l'on veut qu'il profite de tout. Eh bien ! il est évident que si nous diminuons la tenacité des fourrages, si nous en augmentons la saveur, si, en un mot, nous le rendons plus agréable aux animaux, nous arrivons à le faire consommer plus rapidement, et par conséquent à demander moins de travail aux forces digestives et à donner plus de repos à l'animal, qui engraisse ainsi plus facilement.

Mais, si nous donnons plus de saveur aux aliments, nous engageons les animaux à en manger davantage, par conséquent nous augmentons la ration de production, et nous obtenons ainsi, dans un tems donné, plus de lait, de beurre, de fromage, de viande, de suif, tous produits qui sont toujours proportionnels à la quantité de nourriture *qui excède la proportion nécessaire pour entretenir la vie des animaux*..

Notre intention, Messieurs, n'a point été de faire un travail complet sur l'alimentation du cheval et du bœuf. Une telle tâche est évidemment au-dessus de nos forces. Nous avons eu simplement pour but d'appeler l'attention sur des faits qui nous paraissent fort intéressants, sur quelques-uns que nous voudrions voir mettre en pratique et d'autres que nous voudrions voir étudier d'une manière pratique dans nos localités.

Nous terminerons par quelques considérations sur les moyens de remédier aux effets des aliments avariés. Indépendamment des préparations que nous venons d'indiquer, nous croyons prudent de recommander les précautions suivantes; car si—comme dit Sinclair — « une attention soigneuse dans la nourriture du bétail procurerait une économie très-utile au public dans tous les temps, » il n'est pas moins vrai qu'elle procurerait aussi un avantage incalculable dans les moments de disette.

Dans la détermination des rations, on doit prendre en considération les propriétés des aliments, telles que leur valeur nutritive, leur saveur, leur digestibilité, afin de former une nourriture convenable, appropriée à la destination des animaux.

D'une manière générale, nous dirons qu'on doit distribuer les plus mauvais fourrages d'abord et faire finir les repas avec les substances les plus appétissantes et les plus substantielles. Ces précautions ne seraient pas à prendre si l'on hachait les fourrages que l'on mélangerait aux autres aliments, parce que les bestiaux seraient obligés, de cette façon, de tout consommer en même temps. Elle donne cependant le moyen de profiter des substances que les animaux refuseraient, selon un autre ordre.

Du reste, le mode de distribution doit varier selon le but que l'on se propose d'atteindre.

Si l'on engraisse et que l'on veut produire de grands effets avec une quantité donnée d'aliments, sans tenir à des formes particulières, on réservera les grains, les graines, les tourteaux, les sons, pour terminer le repas. Les friandises données à propos à des bêtes déjà repues de fourrages médiocres peuvent produire les plus grands bénéfices.

Si l'on tient à améliorer, c'est-à-dre à produire de belles formes, on administre d'abord les substances d'une mastication facile, comme les farines, les céréales concassées, le son ; on donne ensuite le fourrage médiocre, afin que les animaux ne mangent que la quantité qui leur est nécessaire et qu'ils n'acquièrent pas un abdomen trop volumineux.

Pour les bêtes de travail, les rations doivent être composées d'aliments faciles à prendre, car il faut que le cheval et le bœuf puissent manger à leur aise, même se reposer et digérer, au moins en partie, entre les heures de travail. On donnera d'abord la paille et le foin aux bêtes qui ont des travaux peu pénibles à faire, surtout aux bœufs qu'on ne craint pas de rendre trop lourds, aux jeunes chevaux, à ceux qui font des services pénibles ; l'avoine doit être distribuée avant que l'estomac soit plein de produits médiocres pour éviter les surcharges de viscère, les indigestions, le vertige.

On réservera les *fourrages durs*, d'une difficile mastication et d'une pénible digestion, aux animaux forts et robustes ; on les distribuera avec précaution, en petites quantités, après les avoir fait arroser avec de l'eau salée ou de l'eau qui a servi à la cuisson de tubercules, on les mélangera avec des pulpes, des racines cuites ; car, donnés sans précaution, ils peuvent produire des gastrites, des maladies cutanées, la jaunisse.

Les *fourrages lavés*, qui ont été fauchés fort tard ou qui n'ont pu être rentrés en temps utile, déterminent les mêmes maladies que les précédents ; mais, indépendamment de cela, ils altèrent la constitution, produisent des faiblesses, des altérations organiques du foie et quelque fois de l'économie tout entière.

Le foin *vasé*, *poudreux*, *vieux*, occasionne les mêmes maladies ; mais, en outre, par la poussière qu'il renferme, il produit des coliques, des calculs intestinaux, la pousse et l'usure prématurée des dents. On ne doit point le distribuer aux animaux s'il est fort altéré. Dans tous les cas avant de l'administrer, il faut le secouer, le battre à l'air, le laver et ne le faire entrer que pour une petite partie dans la nourriture des animaux.

Les foins *rouillés*, *moisis*, *pourris*, sont les plus nuisibles; ils occasionnent des entérites, des coliques mortelles, altèrent les humeurs, produisent des fièvres putrides, la morve, etc.

Comme on le voit, il faut administrer tous ces fourrages avec les plus grandes précautions et les arroser avec de l'eau salée qu'il soient hachés ou qu'ils ne le soient pas. Cette pratique ne fera pas assurément développer dans des fourrages des principes nutritifs qui n'y existaient pas tout d'abord; mais par l'action tonique que le sel exerce sur les tissus et les organes de l'économie, il rendra les animaux plus refractaires aux causes de maladies, corrigera les altérations des fourrages moisis, poudreux, donnera une saveur agréable aux fourrages lavés, fades, augmentera les forces digestives, rendra capable de digérer des substances qui, sans l'action de condiment, fermenteraient dans l'estomac et détermineraient les maladies que nous venons d'énumérer.

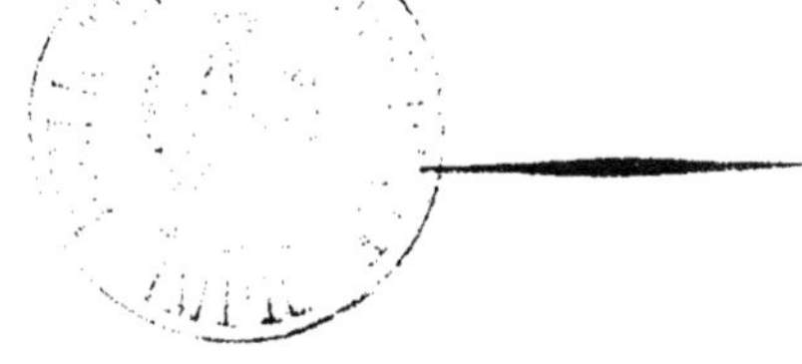

ARRAS. — TYP. D'AUG. TIERNY.

www.ingramcontent.com/pod-product-compliance
Ingram Content Group UK Ltd.
Pitfield, Milton Keynes, MK11 3LW, UK
UKHW020530180726
13839UKWH00005B/2423